目目佳教授和乐乐的爱眼宝典

主编 瞿佳

人民卫生出版社
·北京·

版权所有，侵权必究！

图书在版编目（CIP）数据

目目佳教授和乐乐的爱眼宝典 / 瞿佳主编. —北京：人民卫生出版社，2024.3
ISBN 978-7-117-36085-2

Ⅰ.①目… Ⅱ.①瞿… Ⅲ.①近视—防治—青少年读物 Ⅳ.①R778.1-49

中国国家版本馆 CIP 数据核字（2024）第 043800 号

人卫智网	www.ipmph.com	医学教育、学术、考试、健康，购书智慧智能综合服务平台
人卫官网	www.pmph.com	人卫官方资讯发布平台

目目佳教授和乐乐的爱眼宝典

Mumujia Jiaoshou he Lele de Aiyan Baodian

主　　编：瞿　佳
出版发行：人民卫生出版社（中继线 010-59780011）
地　　址：北京市朝阳区潘家园南里 19 号
邮　　编：100021
E - mail：pmph @ pmph.com
购书热线：010-59787592　010-59787584　010-65264830
印　　刷：北京顶佳世纪印刷有限公司
经　　销：新华书店
开　　本：710×1000　1/16　印张：2
字　　数：18 千字
版　　次：2024 年 3 月第 1 版
印　　次：2024 年 4 月第 1 次印刷
标准书号：ISBN 978-7-117-36085-2
定　　价：18.00元

打击盗版举报电话：010-59787491　E-mail：WQ @ pmph.com
质量问题联系电话：010-59787234　E-mail：zhiliang @ pmph.com
数字融合服务电话：4001118166　E-mail：zengzhi @ pmph.com

编者名单

主　编：瞿　佳

副主编：周佳玮　汪育文　黄小明　李　锋　王　浩

编　者：毛伟宏　胡　伟　张银龙　夏飞虹　巢文娟
　　　　姚苏盼　李佳欣

主要人物介绍

大家好,我是乐乐,一只可爱的熊熊。你知道我的来历吗?

《新唐书·柳仲郢(yǐng)传》里面说:"母韩,即皋(gāo)女也,善训子,故仲郢幼嗜(shì)学,尝和(huó)熊胆丸,使夜咀(jǔ)咽(yàn)以助勤(qín)。"

意思就是柳仲郢小时候特别喜欢学习,妈妈就用熊胆和制丸子,让他晚上吃了提神醒(xǐng)脑。

后来,这就成为母亲教子勤学的典故,乐乐就是这么来的哟。

我请了好厉害好厉害的专家目目佳教授来给小朋友们讲保护眼睛的科普知识。

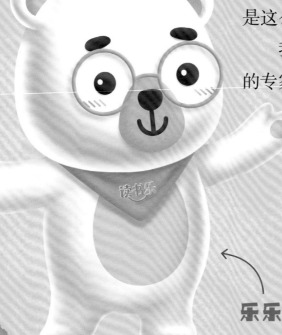

乐乐

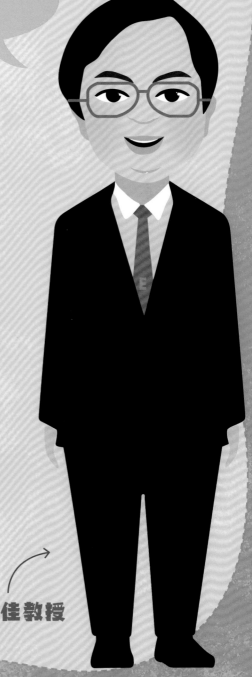

哈哈哈，能呵护小朋友们的眼睛才是最重要的。

那么目目佳教授是谁呢？乐乐给大家介绍一下吧。

目目佳教授，主任医师、博士生导师；

中国眼谷理事会理事长；

温州医科大学眼视光医学部主任；

温州医科大学眼视光医院集团总院长；

……

呼——，目目佳教授的头衔(xián)真多呀！

目目佳教授

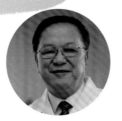

为好视、做好事

瞿佳

序 言

　　我国是儿童青少年近视大国，儿童青少年近视现状十分严峻，并且呈现出"低龄化、普遍化、高度化"趋势。许多儿童在学龄前即开始出现近视，儿童青少年近视患病率居高不下、不断攀升，已经成为关系国家和民族未来的大问题。

　　我曾在《近视防控瞿佳2020观点》中倡导建立综合防控儿童青少年近视体系，实现坚持可信、可行、可及、可支付的近视防控四原则，清晰本底、教医协同、一增一减、全民动员、综合防控五项措施。近视防控过程是一个循序渐进的科学过程，也是多部门协同、全方位措施并进的系统工程，所以要明确近视防控知识的科学普及与宣传不仅要有"专攻性"，同时也要具备"普适性"。

　　近视的学习普及要有"普适性"，即让所有人都能听得懂近视防控的科学知识，尤其是针对儿童青少年群体，要用一眼就能看得懂的形式讲现象、摆场景，当然，虽然使用朴素直白的语言与文字，但是在信息方面仍要科学可靠，具有信服力。目目佳教授的卡通形象与乐乐熊形象相结合，就很好地贴合了孩子们的阅读趣味，于是诞生了这本《目目佳教授和乐乐的爱眼宝典》。

　　这本书是近视防控在科普形式上巧用"载体"的一次创新，在传播内容上，贴近生活，切合大众口味并且具有一定的趣味性；在传播语言上，既具备科学性、学习性的特征，又具备了整体场景通俗化的特征。本书采用生动形象的图文并茂形式，让更多儿童青少年在了解近视防控的同时学到知识，让孩子自觉养成护眼好习惯。孩子们，行动起来，与目目佳教授和乐乐熊一起保护眼睛，去拥抱更明亮的未来！

瞿佳

2024年2月于温州医科大学附属眼视光医院

目 录

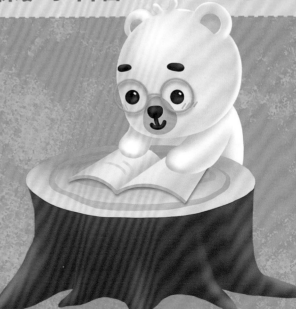

乐乐，你知道"目不暇接"是什么意思吗？

嗯！乐乐学过。

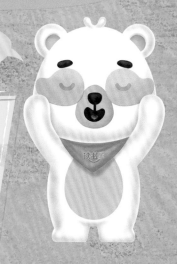

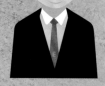

目不暇接

暇：空闲。接：接触。

眼睛来不及看。形容吸引人的事物很多或景物变换很快，看不过来。也作"目不暇给(jǐ)"。给：接应。

明代吴柏《寄毛家姊(zǐ)》之三："其实铲(chǎn)天，高柯负日，佳胜奇观，目不暇接。"

何为《园林城中一个小庭园》："雀梅、三角枫……或作石附(fù)式，或作直干式，变幻无穷，令人目不暇接。"

此外，清代郑燮(xiè)《潍(wéi)县署(shǔ)中与舍弟墨(mò)第二书》中有"见其扬翚(huī)振彩，倏(shū)往倏来，目不暇给"。

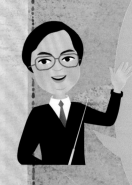

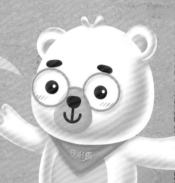

我知道我知道,是形容做事机警(jǐng)敏捷(mǐn jié)。

眼疾手快

眼光锐(ruì)利,动作敏捷。形容人反应快,机警灵敏。也作"手疾眼快"。

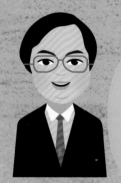

嗯,乐乐很棒。

"眼疾手快"出自明代施耐庵(ān)《水浒(hǔ)传》第四十三回:"倘(tǎng)或被眼疾手快的拿(ná)了送官,如之奈何(nài hé)?"意思是指要是被做事敏捷的给捉(zhuō)了送到官府,怎么办?

袁静在《伏(fú)虎记》第十四回中写道:"走在他旁边的郭根泉眼疾手快,一把将它抱住。"

3

目目佳教授，"火眼金睛"
是什么意思呀？

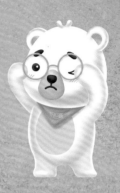

火眼金睛

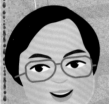

旧时戏曲、小说中指修炼(xiū liàn)后能
识别妖魔鬼怪(yāo mó-guǐ guài)的眼睛。
后多借指能洞察(dòng chá)一切的
能力。

《西游记》第四十回中
写道："我老孙火眼金睛，
认得好歹(dǎi)。"

嘿嘿，任何妖魔鬼怪，
都逃(táo)不过孙悟空的
火眼金睛。

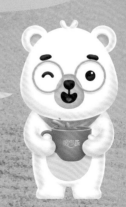

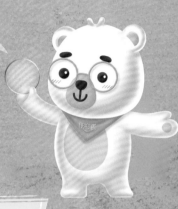

目目佳教授，乐乐在书上看到"炯炯有神"这个成语。

乐乐现在这样是不是就是"炯炯有神"?

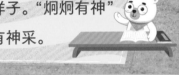

炯炯有神

炯炯是指明亮的样子。"炯炯有神"就是形容人目光明亮有神采。

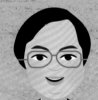

乐乐能记住并且用起来，真聪明！学习成语就要这样，把成语运用到自己的生活之中！

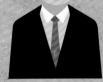

这个成语出自明代李开先的《闲居集·九·泾(jīng)野吕亚卿(qīng)传》："先生头颅(lú)圆阔(kuò)，体貌丰隆(lóng)，海口童颜，轮耳方面，两目炯炯有神。"

目光如炬（jù）

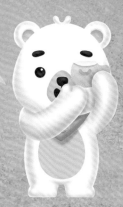

目目佳教授，在刚才的讲座中，您真是目光如炬，声如洪钟，大家都听得入迷了。

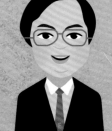

哈哈哈，乐乐，你知道的成语还不少。那你知道"目光如炬"是什么意思吗？

难道不是眼睛亮晶晶，像火炬一样明亮的意思吗？

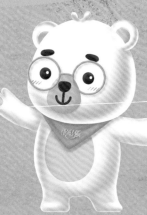

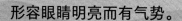

目光如炬

炬：火炬。

形容眼睛明亮而有气势。

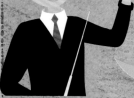

《北史·齐炀（yáng）王宪（xiàn）传》中写道："帝使于智（zhì）对宪。宪目光如炬，与智相质。"

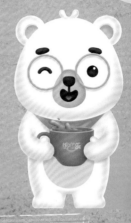

教授,教授,"目不转睛"是什么意思呀?

目不转睛

睛:眼球。

不转眼珠地看。形容注意力高度集中。

晋代杨泉《物理论》中写道:"子义燃烛(rán zhú)危坐通晓(xiǎo),目不转睛,膝(xī)不移处。"

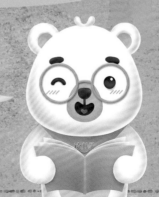

记住啦!记住啦!乐乐上课也是目不转睛地盯着黑板,认真听老师讲课。

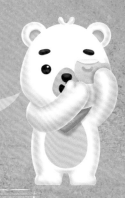

乐乐是不是一只"眉清目秀"的熊熊？因为乐乐容貌清秀不俗气，嘿嘿。

眉清目秀

眉清目秀，形容容貌清秀俊(jùn)美。也作"目秀眉清"。

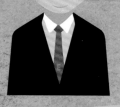

哈哈哈，乐乐是一只"圆头圆脑"的熊熊！

元末明初罗贯(guàn)中著的《三国演义》第一十四回写道："只见那人眉清目秀，精神充足。"

乐乐，你知道《三国演义》吗？

呵护好孩子的眼睛

知道，知道，中国四大名著之一！

教授,为什么有眼睛却看不出是泰山呢?

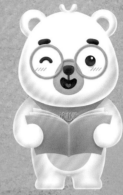

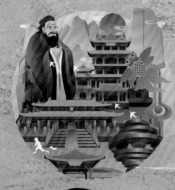

"有眼不识泰山"是一个成语,最早出自唐·徐灵府《文子·九守》。比喻见闻太窄(zhǎi),认不出地位高或本领大的人。

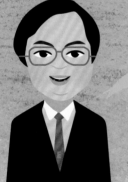

明代施耐庵在《水浒传》第二回中写道:"师父如此高强,必是个教头。小儿有眼不识泰山。"

哦,乐乐知道《水浒传》也是四大名著之一哟。

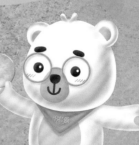

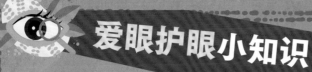

爱眼护眼小知识

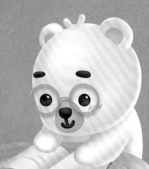

目目佳教授，我的眼睛怎么花花的，头也晕(yūn)晕的。

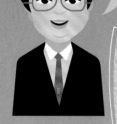

乐乐，你看书的时候，眼睛都快贴(tiē)在书上面啦。时间长了，当然会头晕眼花。

因为人的眼球会自动调节，看近处时，眼球会变凸(tū)一些；看远处时，眼球的凸度又会变小。

如果看书时眼睛离书太近，使眼球总是凸出的，长期如此，会影响眼球的调节功能，就容易形成近视眼。

所以读书、写字的时候，眼睛与书本的距离是33厘米最好，别贴太近哟。

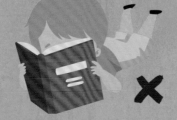

乐乐躺在床上看书，看到好玩儿的地方，开心地唱了起来："啦啦啦啦啦——"

可是，没多久，乐乐感觉眼睛变得酸(suān)酸的。他不自觉地用手揉了揉眼睛，自言自语道："啊！我的眼睛怎么这么酸呀？"

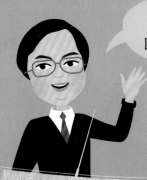

乐乐，不要用手揉(róu)眼睛，不卫生。

小朋友也不可以躺(tǎng)着看书哟。

躺着看书距离不好控制(kòng zhì)，一会儿远一会儿近，眼球就要不停地调节，很容易出现视疲(pí)劳。难道你想让眼睛受伤害吗？

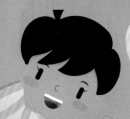

不想，不想，我现在就起来！

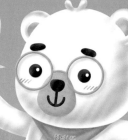

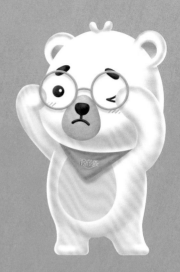

怎么看不清了呢？乐乐要睁大眼睛用力看。

哎，好像眯(mī)着眼会清楚一点儿。

眯眼时可以改变角膜(mó)的屈(qū)光状况，使得光线可以更好地聚焦(jù jiāo)于视网膜。在眯眼的时候，会对角膜造成压力，从而让眼球变短，让人的视力变得更好。

但是，小朋友们在课堂上看不清黑板时，千万不要眯眼看，要及时告诉家长，去眼科检查，看看是真性近视还是假性近视，否则长期眯眼睛会容易视疲劳甚至加深近视度数的。

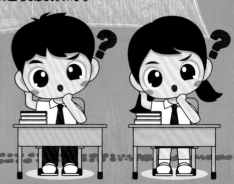

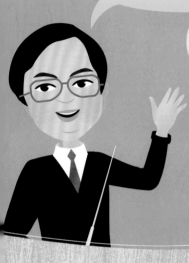

乐乐,天快黑了,把灯打开。

不用呀教授,我能看见。

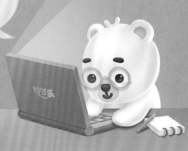

　　光线很重要,不要在昏暗(hūn'àn)的环境里看书,眼睛会视疲劳。晚上的光线昏暗,在孩子学习时不仅要打开台灯,还要打开房间的顶灯,这样可以减少光线的明暗差对眼睛的不良影响。右手写字时,台灯可以放在书桌的左前方,以免右手挡住光线。

知道啦教授,乐乐要做个爱护眼睛的好孩子。

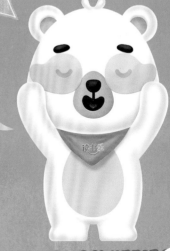

爱眼护眼小知识

哇,好多糖(táng)!

我要每天都吃。

乐乐,不可以哟。

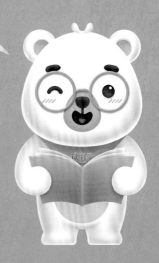

因为糖的代谢(dài xiè)需要消耗(xiāo hào)大量的维(wéi)生素B$_1$,吃太多糖就会造成维生素B$_1$不足,会影响视神经的发育,导致视力减退。

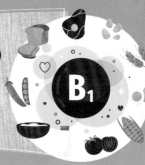

好吧。那小朋友们也要注意,不要贪(tān)吃糖果。

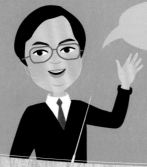

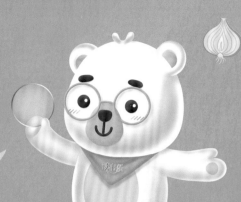

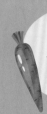
乐乐不喜欢吃胡萝卜,可以不吃吗?

肉、蛋、奶、蔬菜(shū cài)都要吃,爱护眼睛可不能挑食。尤其是玉米、胡萝卜这些食物,含有丰富的叶黄素,对眼睛有很大好处。

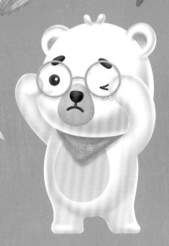

啊?怎么眼睛这么酸呀?

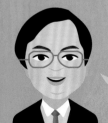
乐乐,你已经连续用眼一个小时啦!赶快让眼睛休息休息吧!

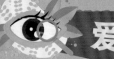

爱眼护眼小知识

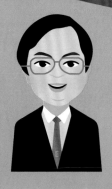

乐乐，要避免长时间连续用眼，呵护眼睛要遵守"20—20—20"原则。

可是，目目佳教授，什么是"20—20—20"原则？

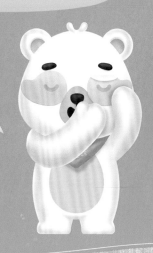

第一个20是指：看书或者近距离阅读电子产品的时间要控制在20分钟以内。

第二个20是指：用眼20分钟后，我们要远眺(tiào)20英尺(约6米)以外的地方。

第三个20是指：我们要远眺20秒以上，放松眼睛。

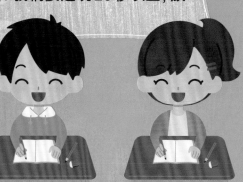

上课好累，我要在下课后趴(pā)着好好休息一下。

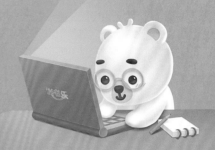

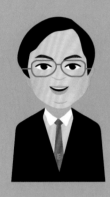

课间趴在教室里睡觉的习惯可不好。要多参加体育运动，课间要尽可能地进行户外活动。

乐乐，还记得我跟你说过要进行户外活动吗？

记得记得，要多晒(shài)太阳、多运动，那乐乐要让小伙伴们一起去！

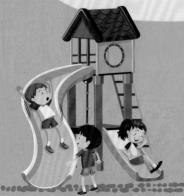

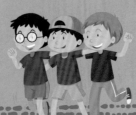

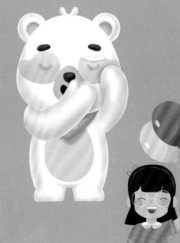

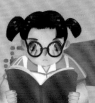

近视管理措施

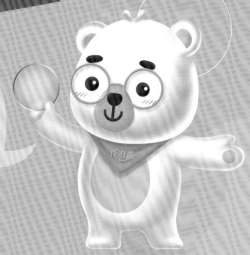

乐乐从小就拥有自己的眼睛屈光发育档案，眼睛的检查一定要定期做。

乐乐说的没错，定期检查眼睛对于孩子的近视预防(yù fáng)与视力管理至关重要。

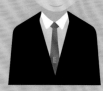

一岁前每三个月要检查一下，一岁后每半年检查一次，爸爸妈妈们要呵护好孩子的眼睛。

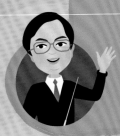

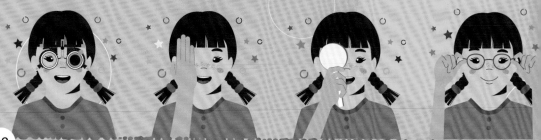

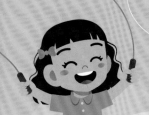

出去玩喽, 乐乐每天的户外活动时间都不少于2个小时。

妈妈说, 多多晒太阳对身体好, 也对眼睛好。

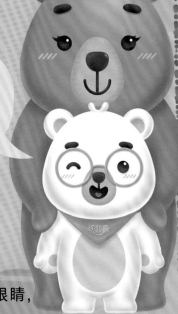

适当参加户外活动能保护眼睛, 户外光亮的强度是户内的10倍以上。

户外活动时间越长, 越能保护眼睛。但为了防止阳光伤到眼睛, 户外活动时不能直视太阳。

还有还有, 要是小朋友们不能经常出去活动, 一定要利用好课间10分钟。

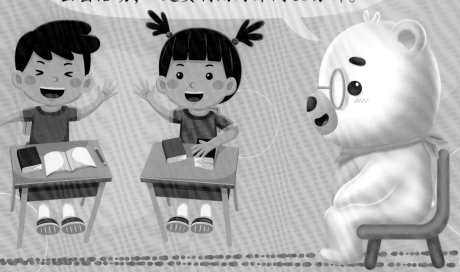

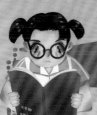

近视管理措施

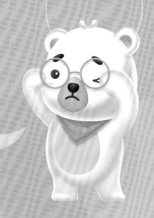

目目佳教授，那有什么办法可以让乐乐和小朋友们每天自己就能保护眼睛呢？

还真有，那就是小朋友们都很熟悉的眼保健(jiàn)操(cāo)。

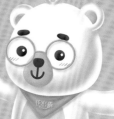

呵护好孩子的眼睛

这个乐乐会！

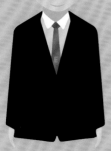

眼保健操是根据中医推(tuī)拿、经络(luò)理论，结合体育医疗综合而成的专门针对眼睛的按摩(àn mó)法。还有，记得用眼卫生，两者结合，可以有效延缓(yán huǎn)近视加深速度。

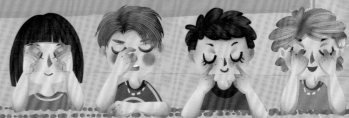

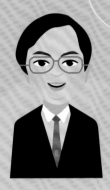

乐乐，想要保护好眼睛还要注意读写姿势要正确。比如，要身体坐正，保持"三个一"。

目目佳教授，什么是"三个一"呢？

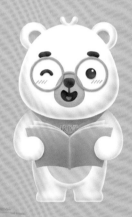

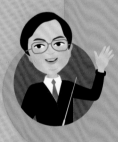

"三个一"是指"一尺、一拳、一寸"，即：眼睛与书本距离约一尺，胸口与桌子距离约一拳，握笔的手指与笔尖距离约一寸。

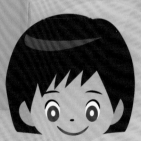

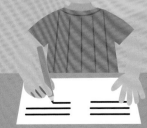

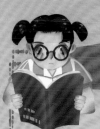

近视管理措施

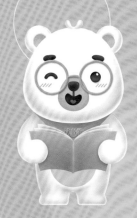

目目佳教授，我还知道更多好的用眼习惯呢。

第一，不要在光线不好的地方阅读用眼，直射的强光和昏暗的光线都不行。

第二，每次看书、写字45分钟之后就要休息一下，尽量减少长时间近距离用眼。

第三，不要躺着看书，也不要在走路的时候看书。

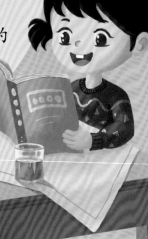

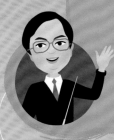

还有，小朋友们看电视或者其他电子产品的时间，每天要控制在1~2小时以内。

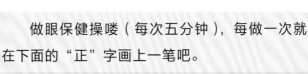

做眼保健操喽（每次五分钟），每做一次就在下面的"正"字画上一笔吧。

例 正 | 正 | 正 | 正 | 正

正 | 正 | 正 | 正 | 正

正 | 正 | 正 | 正 | 正

正 | 正 | 正 | 正 | 正

正 | 正 | 正 | 正 | 正

正 | 正 | 正 | 正 | 正

正 | 正 | 正 | 正 | 正

（小朋友可以按照表格制作自己的记录小手册，保护视力每天在行动。）

眼睛健康小游戏

　　乐乐很注重视力保护，每天除了进行户外活动，他还会做一些其他保护视力的活动。今天乐乐要做"视线追随"游戏，将视线顺着路线从开始到结束移动，快来跟乐乐一起做一做吧。

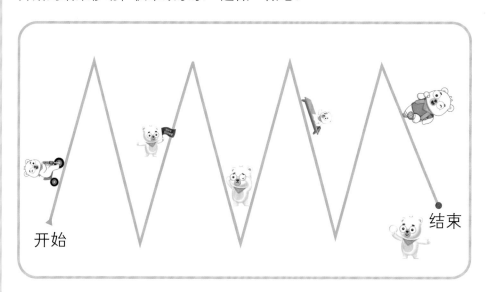

开始　　　　　　　　　　　　　　　　　　　　　结束

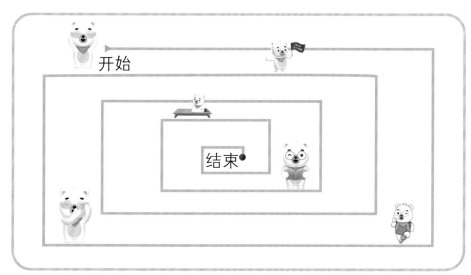

开始　　　　　结束

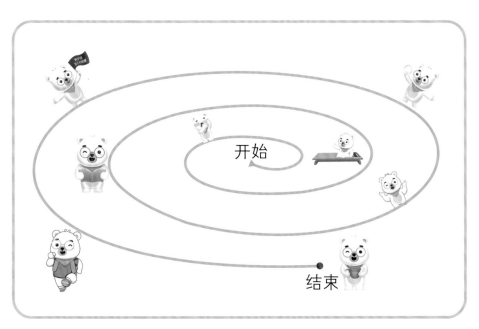

开始

结束

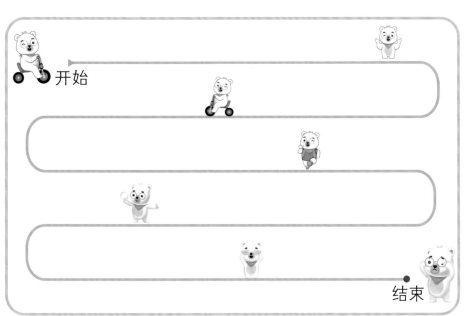

开始

结束

★ **眼睛查不出疾病，但为什么总是感觉疲劳？**

我们的眼睛除了能看清楚远处的物体，还能准确判断其形状、高度、距离等，这种能力必须靠双眼合作，所以叫"双眼视功能"。

如果孩子视力虽然很正常，但眼睛出现容易疲劳、看 3D 电影没有立体感、走路总是碰到东西、运动视觉不良等情况，就应该做进一步视功能检查。检查内容主要有：双眼单视功能、双眼融合功能和立体视锐度等。

如果均为正常，但仍存在明显的视疲劳，还应更进一步做眼视光检查，包括调节幅度、调节反应、相对调节、调节灵活度、集合幅度、正负融像性聚散、AC/A、眼位诊断等。

★ **一旦确诊为真性近视，还能恢复吗？**

从近视的发生原理来说，在目前的医疗技术条件下近视是不可逆的！已确诊为近视的儿童青少年，除小部分是由于屈光间质的曲率异常造成的，大多数是由于眼轴变长造成的轴性近视。就如同孩子的身高不会变矮一样，眼轴变长了也不会再缩短。

★ **近视多少度应该戴眼镜？**

中小学生 100 度（-1.00D）以下的轻微近视，如果学习和生活不受任何影响，可以暂时不用戴眼镜，但至少每半年进行一次复查。一旦看黑板不清楚或感觉吃力，则建议及时验光配镜。

儿童青少年 200 度（-2.00D）以下的近视，可以不用长期戴眼镜。超过 200 度（-2.00D）的近视则建议长期戴眼镜。

55检